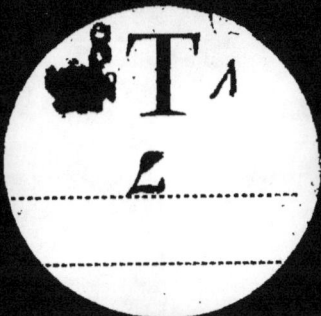

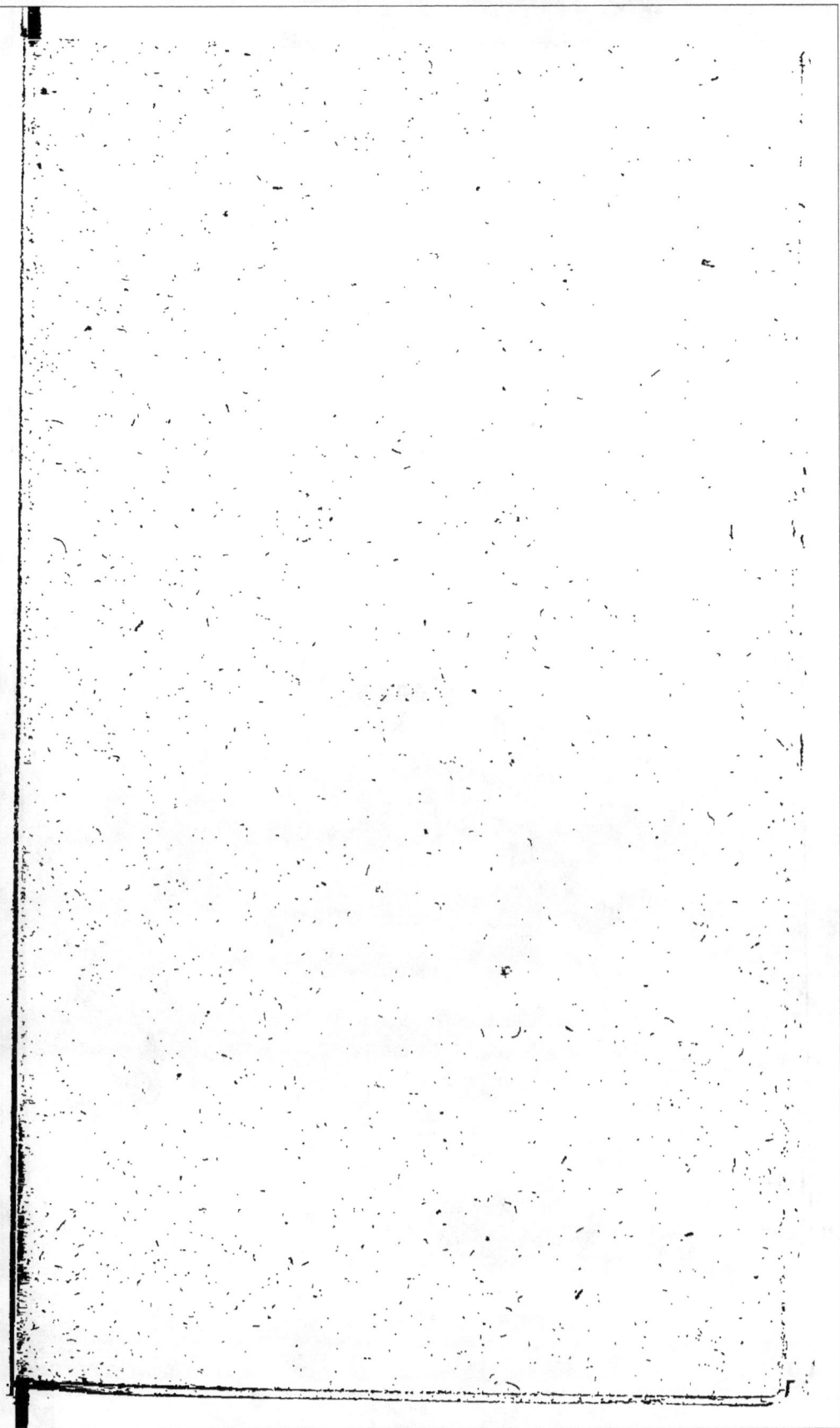

T 1.
A.

Tergo
A.

LETTRE

D'UN

HISTORIEN,

M. Bernier medecin

DEMEURANT A PARIS,

à un Sçavant de Province
touchant quelques matie-
res historiques, de Medecine & de Medecins.

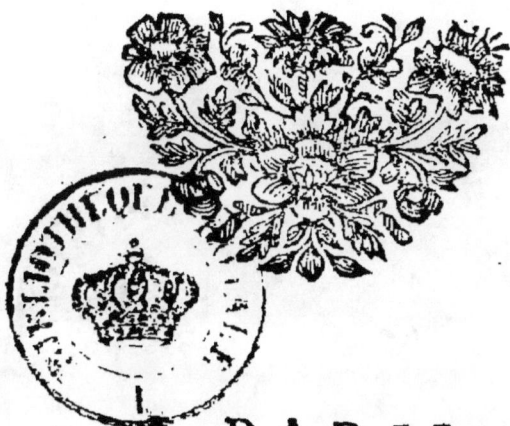

A PARIS;

M. DC. LXXXVII.

Avec Permission.

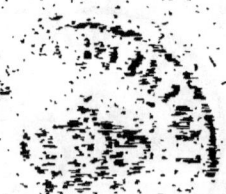

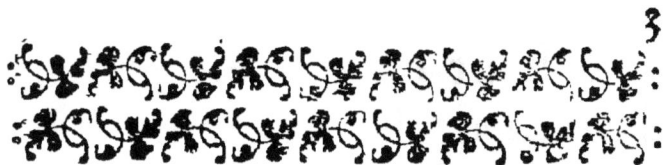

LETTRE

D'un Historien demeurant à Paris, à un Sçavant de Province touchant quelques matieres historiques de Medecine & de Medecins.

MONSIEUR,

Puisque vous le souhaitez, il est juste de vous satisfaire sur l'Histoire du païs natal, & sur celle de la Profession de nôtre ami commun ; vous aurez même quelque nouvelles, à propos de cette Profession

touchant ce qui eſt arrivé à
l'égard de la Medecine à Paris, depuis que le Roy a chan-
gé de Premier Medecin.

Commençons par la pre-
miere de ces Hiſtoires. Cet
Ami-là fit voir il y a 18. ans
à un bon Pere qu'il croyoit
ſincere autant que connoiſ-
ſeur : mais le bon homme en
ayant fait ſi peu de cas, qu'il
ne lui conſeilla pas de la faire
imprimer, nôtre Ami ne pou-
vant comprendre d'où venoit
ce mépris & cette bruſquerie,
il s'en tint à l'avis de quel-
ques-uns de ſes amis de bon
gouſt, qui lui en donnerent
un fort oppoſé à celui du Pere. Vous ſçavez le ſuccez que
cette Hiſtoire eut, & les hon-
nêtetez qu'il reçut de M. Col-
bert & de toute ſa famille, lors.

5

qu'aprés l'avoir fait paroître dédiée à l'Epouſe de ce Miniſtre, il la leur preſenta. Quelque temps aprés il n'apperçut que trop pourquoy le bon Pere en avoit uſé ſi malhonnêtement , liſant un livre où il nommoit les Hiſtoriens de nôtre temps , & où il faiſoit non ſeulemeut mention de l'Hiſtoire de Berry la plus malheureuſe qui ait paru , mais encore de celle de Tours, * ouvrages par conſéquent dont on peut dire de chacun en particulier, INTER MORTUOS LIBER. J'avois bien oüy dire, que du temps des deux premiers Ceſars ,

* Elle n'a pas encore paru.

Par la rage d'un homme
On vit Aigle contre Aigle, & Rome contre Rome.

Et que

Du temps de nos Ayeux
France fut contre France en cent
differens lieux.

Mais je ne me ferois jamais
imaginé un Antimoine, une
jaloufie Religieufe, pour chofe
où il ne s'agiffoit ni de Religion, ni d'intereft burfal. Des
Benedictins, des Dominicains,
des Cordeliers, des Peres de
l'Oratoire, fe trouvent dans un
livre avec d'autres Illuftres &
pas un Pere d'un Ordre qui ne
laiffe pas d'avoir fes ornemens,
& mêmes les avantages de la
fortune & de la faveur fur ceux-
là, faut-il pour cela qu'un Auteur profés de cet Ordre paffe
fur le ventre d'un Auteur novi-
ce pour n'avoir pas paffé à la
montre des Illuftres de cet Ordre qu'il n'avoit garde de voir

faute d'exiftéce, & qu'il ne pouvoit pas faire trouver en fon
païs natal, puifqu'il n'y en étoit
né aucun ? Aprés tout eft ce un
grand malheur pour un Ordre
du premier Ordre qu'il ne fe
trouve perfonne dans une Ville du fecond ou du troifiéme
Ordre qui lui faffe honneur ?
Neft-il pas cet Ordre affez ref-
pectable & recommandable
per les Grands Hommes qu'il
a produits dans les deux plus
belles & plus peuplées parties
de la terre, & mémes par fon
credit & par fa faveur chez les
puiffances ? Pourquoy donc en
ufer comme a fait le Pere en-
vers un Auteur dont il n'a aucun fujet de fe plaindre ? Mais
aprés tout, que fait ce mépris?
finon attirer à ce Pere celui
des perfonnes équitables, &
mèmes le blâme de quelques-

uns de ſes Peres-Freres. Car
quant à nôtre Ami, vous ſçavez comment il en a uſé, &
qu'il n'a fait que ſouffrir qu'un
autre lui-même en parlât en
paſſant dans un livre de reflé-
xions & de penſées Anecdo-
,, tes * en ces termes. Un Hiſ-
,, toirien dont l'ouvrage avoit
,, eu un applaudiſſement gene-
,, ral, ayant eſté obmis pour de
,, méchantes raiſons par un Au-
,, teur dans une Liſte d'Hiſto-
,, riens, il ne répondit à ceux
,, qui voulurent le faire parler
,, ſur cette injuſtice, que ces
,, mots d'un grand Hiſtorien.
*Viginti clariſſimarum familia-
rum imagines ante lata ſunt,
ſed præfulgebant Caſſius atque
Brutus cò ipsò quod ipſorum effi-
gies non viſebantur.*

Encore ſi le Pere eût eſté
quelque pauvre Moine, on au-

Pag. 35.

Chez Laurèt d'Hou-ry, rüe S. Iac-ques, au S. Eſprit, & chez l'Au-teur.

C. Tac. Annal. 2. ſub finem.

roit dit que c'eſt un tour de
Moine paſſionné pour ſa Com-
munauté ; mais loin de cela,
ni ſa Compagnie, ni ſa Reve-
rence n'ont ni l'habit, ni les
manieres de Moines moi-
nans, tant tout y paroît no-
ble & honnête. Ainſi cet en-
droit de mal-honnêteté lui fait
bien plus de tort qu'il n'en a
voulu faire à nôtre Ami.

Venons de l'Hiſtoire de ſon
païs à l'Hiſtoire de ſa * Profeſ-
ſion où il ne paroît pas mieux
trâité par un Frere en Apollon
qu'il l'avoit eſté par le Pere en
Dieu. Il y a environ ſept ans,
comme vous ſçavez, qu'il la
donna au public en un *in-quar-*
to dont on auroit pû faire un
in-folio. Chacun croyoit &
crioit qu'elle feroit de ces li-
vres qui ne demeurent pas au

* *Hiſ-*
toire
Chro-
nologi-
que de
la Me-
decine
& des
Mede-
cins.

magazin ; mais la guerre qui
ferma les paſſages des païs
étrangers, étant ſurvenuë, &
les bources des pauvres Medecins vuides ou fermées, il
en eſt demeuré prés de la moitié ſur les bras de l'Auteur, &
même la pluſpart du fameux
& divertiſſant Supplément qui
n'a pas eu un meilleur ſort, &
qui s'eſt trouve comme ſup-
primé, on ne ſçait comment
& pourquoi lors qu'on l'a cher-
ché avec plus d'empreſſe-
ment. Pour venir au fait,
Monſieur, comme il en eſt
paſſé, nonobſtant tout cela
quelques Exemplaires en Hollande par la Flandre, & bien
plus à Genéve, à Baſle & autres Villes des Cantons par
Lyon, & il ne faut pas dou-
ter que l'Auteur de cette Hiſ-

toîre de la Medecine qui vient
de paroître in-12. imprimée
à Genéve chez Choüet & Ret-
ter l'an 1696. aprés avoir esté
préconisée plus de trois ans,
n'ait veu celle de nôtre Ami,
puisqu'elle est publique dés
l'an 1689. car de dire *qu'il ne*
scait personne qu'un Medecin de
la Faculté de Paris qu'il nom-
me avec éloge, Monsieur Ménage, & quelques autres dont
nous parlerons cy-aprés, qui
ayant pensé à écrire sur ce sujet, cela est bon à dire à des
grües. C'est qu'il falloit, Monsieur, pour faire valoir ses
veuës passer sur celles de nôtre Ami, & ne toucher qu'en
passant à celles des Auteurs
qu'il croit avoir surpassez,
quoyque toutes ses veuës &
tout ce qu'il nous donne tou-

chant l'Histoire de la Medecine ne soit que béveuës, des
veuës de travers, & des repe-
titions déguisées & travesties,
de tout ce que de meilleurs
Memoires & de meilleures
plumes que la sienne nous ont
fait voir il y a long-temps. Car
à vous parler franchement, ce
qu'il nous donne n'est que mé-
chant papier, méchante im-
pression, mauvais stile, point
de dessein, point d'ordre Chro-
nologique, il n'y a ni Chapi-
tres, ni Articles, ni Sections,
bien des parergües, bien des
pas de Clerc, pour ne pas dire
de mauclerc, depuis la page
241. de son livre jusqu'à la page
624. c'est-à-dire la moitié, où
au sujet d'Hypocrate, il ne
traite que de matieres Anato-
miques, Physiologiques, Pa-

thologiques , Semiotiques ;
&c. au lieu d'aller de ce Medecin droit à ſes diſciples, tout
cela manque de s'être dit *Reſ-
pice Librum* & d'avoir penſé à
ce qu'il faiſoit, ſans autre fruit
que de voir au jugement des
Sçavans & des habiles Medecins bien du païs battu , pour
ne pas dire rebattu, & de tous
ceux qui liſent de pareils ouvrages, ſon petit Brigãtin cou-
lé à fond peut n'avoir pas fait
ſemblant de voir un Vaiſſeau
armé en guerre , & avoir voulu paſſer devant ſans mettre
pavillon bas. *Car*, dit l'Auteur
de ce livre, avec une confian-
ce merveilleuſe, & cependant
cachant ſon nom ſous ces lettres capitales D. L. C. D. M.

B

pour n'avoir pas la honte de
se voir deshonoré visiblement,
*personne n'a encore écrit cette
Histoire, comme je l'ay remarqué
d'abord, & le livre que je donne aujourd'hui est le premier où
l'on ait précisement traité cette
matiere.* Quand il n'auroit pas
veu l'Histoire de nôtre Ami,
n'a-t'il pas veu les Journaux
des Sçavans de Paris & de
Hollande, où ce livre a esté
annôcé ? Quel Historien ! quel
homme de Lettres ! Faudra-t'il
aprés cela s'étonner s'il donne
un ouvrage tel qu'en son Histoire prétenduë de la Medecine ? Car pour ne m'arrêter
qu'à sa Preface & pour passer
sur le corps du Livre qui n'aura pas un meilleur sort que le

PRESTRE MEDECIN , quoi qu'il promette comme celui-là une fuite d'une bien autre étenduë, pour ne m'arrêter, dis-je, qu'à quelques endroits de fa Preface ; fe mocque-t'il de nous parler de certains Medecins Allemands touchant une Hiftoire de la Medecine, puifqu'ils n'ont rien donné fur ce fujet ? C'eft bien nous prendre pour des Allemands ? Quant à ce Medecin de Paris qu'il cite avec honneur, il fera temps de le citer quand on en aura ce qu'on en attend il y a fi long-temps, & qu'on n'a pas fujet d'efperer, puifqu'il y a plus d'une dixaine d'années qu'il le promet & qu'on n'en voit rien. En tout cas, fi aprés tant de temps c'eft moins qu'un ouvrage achevé

& que plus d'un *in folio*, on se
verra bien trompé, l'Histoire
de nôtre Ami ne lui ayant pas
coûté un an de travail, puisqu'il en faut déduire les trois
mois pendant lesquels il a esté
acculé manque de Memoires
pour la divertissante Histoire
des Charlatans qui ont mené
les Parisiens par le nez pendant
tout nôtre siecle, & pour la-
quelle il n'a point eu d'autres
secours & d'autres Memoires
que ceux que sa propre memoire lui a fournis, malgré ses indis-
positions continuelles, les in-
commoditez de la vieillesse &
les disgraces de la fortune. Pour
ce qui regarde le prétendu
projet de M. Ménage sur l'Histoire de la Medecine, il faut
lui apprendre que ce n'est que
des feüilles volantes, où il y a

par ordre alphabetique quelques lambeaux & Paſſages de
Medecins & de Peres Grecs
& Latins anciens & modernes
avec quelques autres rapſodies
pour un deſſein de Vies de
Medecins : Et s'il veut ſçavoir
ce que c'eſt que tout ce ménage & ce manege qui lui plaît
tant, il n'a quà voir l'Anti-Mé-
nagiana, s'il veut voir bien du
païs à ce propos. Mais qu'eſt-
ce que fait encore, je vous
prie, touchant une Hiſtoire
des Medecins & de la Medecine bien ſuivie & par ordre
des temps, ſon *Neander*, ſon
Petrus Caſtellanus, ſon *Dorin-*
gius ? nôtre Ami n'a-t'il pas
parlé de tous ces gens-là dans
ſon Hiſtoire, de même que
de Wolphangus Juſtus que cet
Auteur avoüe n'avoir pas veu.

puisqu'en effet il est si rare qu'il
ne s'en est trouve qu'un à Paris dont nôtre Ami s'est servi
pour le rectifier & pour en
marquer toutes les beveuës
dans son Histoire de la Medecine & des Medecins. Il y a
bien du bon grain à la verité
dans le Chapitre 30. *de Nobi-*
litate Andr. Tiraquelli, mais il
est étouffé de tant d'herbes
inutiles, qu'à moins de démê-
ler tout cela avec une patien-
ce aussi grande que celle que
nôtre Ami a euë, il est im-
possible d'en faire quelque
chose de bon & bien ordonné,
tant on y voit de disgressions,
d'obscuritez, de parergues &
de méprises. Quant à Lionar-
do di Capoa * Medecin Na-
politain vôtre Ami, n'en a-t'il
pas donné un extrait assez am-

Il pa-
vere di
Leo-
nard di

ple & assez fidelle dans la page
227. de son Histoire pour voir
que le *Parere* * de cet Auteur
n'est qu'une dissertation sur
les opinions des anciens Phi-
losophes & Medecins (loin
d'être une Histoire veritable
& suivie de la Medecine) &
sur les opinions de quelques
modernes touchant la Medecine pratique, où il remet à
la fin, le reste à une seconde
partie qui n'a point encore paru. Ce qu'il y a de meilleur
dans ce livre, est que si l'Auteur
y bat bien du païs, il le fait si
cavalierement & si agreable-
ment, qu'il y a du plaisir à le
voir dans cet exercice & dans
ce manege Italien. Nôtre bon
Monsieur l'Anonime auroit
donc bien mieux fait, à propos de Meibomius, de faire

*Capos
inter-
nola
Medi-
cina es
Medici*

comme cet habile & sage Al-
lemand, & Hieronimus Velf-
chius qui renoncerent au def-
sein d'écrire l'Histoire des Medecins, parce qu'ils manque-
rent de Memoires & de fe-
cours en un païs où quelques
Biblioteques qu'on y trouve,
il s'en faut beaucoup qu'on en
voye d'auffi fournies de bons
Auteurs & de Manufcrits qu'à
Paris. Noftre Ami a fait fur
cette matiere tout ce qu'on
pouvoit fouhaiter, examinant
& refutant tout ce qui méri-
toit d'être refuté dans les pro-
jets ou dans les ouvrages qui
avoient paru avant le fien. Au
refte comme les corrections &
les additions de l'Histoire
de l'Anonime ne valent pas
mieux que fa Preface, je veux
bien en demeurer là, aprés

lui avoir conseillé sur le dessein qu'il se propose d'une plus
grande navigation de plier les
voiles, crainte que son voyage
ne soit pas heureux. Car aprés
tout rien de nouveau dans son
livre, rien de si sec. Encore
s'il avoit fait comme Lionar-
do di Capoa, qui à travers de
ses parergues & de ses disser-
tations Physiques, ne laisse
pas de réjoüir ses Lecteurs par
des narrations fleuries, des
pœsies choisies, & des contes
divertissans; mais loin de cela
on ne voit par tout qu'arridi-
tez. C'est une Beausse, pour
ne pas dire une de ces con-
trées de l'Affrique, où on ne
trouve ni prairies, ni fleurs,
ni arbres, ni fruits, ni fon-
taines pour occuper agreable-
ment les sens & l'esprit, & se
délasser un peu.

Il ne me reste, Monsieur,
aprés ces deux points expe-
diées qu'à vous satisfaire touchant la Declaration donnée
contre les Medecins que la
Faculté de Paris appelle E-
trangers, comme si c'étoient
des Allemands. A vous parler
franchement, il n'y avoit gueres d'autres moyens pour fer-
mer la porte & l'entrée de cette Capitale du Royaume aux
Empiriques & à tant de Medecins de Province qui l'inon-
dent, & qui n'en sçavent sou-
vent gueres plus que les Empiriques. Mais, me direz-
vous sans doute, c'est Monsieur le Premier Medecin du
Roy qui a donné lieu à cette
Declaration en faveur de sa Faculté, je n'en sçai rié: mais vous
m'avoüerez cependāt qu'il n'y

a perſonne qui puiſſe mieux
informer le Prince des deſor-
dres qui ſe cõmettent dans l'e-
xercice de la Medecine, &
qui ait plus de droit de le faire que ſon Premier Medecin,
qui a eſté de tout temps l'Ar-
bitre établi par les Empereurs
& par nos Rois pour la con-
noiſſance de ces matieres. Il
a fait ce qu'il a crû devoir faire, & le Roy a voulu & a ordonné enſuite cette reforme
& ce changement, qui n'em-
pêche pas même que ces Medecins ne payent la Capita-
tion, quoi qu'il ne leur ſoit
plus permis d'être Medecins.
Dieu l'a permis, le Prince l'a
voulu ; ce ſont deux grands
mots, & plus qu'il n'en faut
pour nous obliger à nous ſoû-
mettre à leurs ordres *Mala &*

*ampia est consuetudo contra Deos
disputandi sive serio sit sive dis-
simulatè*, sans murmurer, puisque le moindre murmure en
matiere de Religion & d'Etat
est frere & quelquefois même
pere d'heresie ou de sedition.
Le premier Medecin a donc
bien fait en ce requisitoire qui
choque tant de Medecins, dont
la plûpart ne manquent pas de
bonne opinion pour leurs peti-
tes persōnes, au point qu'il n'y
en a aucun qui ne s'imagine
pouvoir ocuper aussi dignemēt
que lui le poste qu'il occupe. Il
n'auroit qu'à les laisser dire, s'il
croyoit qu'ils meritassent cette hōnêteté & leur dire ce qu'-
un de nos Poëtes fait dire à un
des Personnages d'une des plus
fameuses de ses Comedies.

Ne

Ne parlons plus d'un choix dont
  voſtre eſprit s'irrite,
La faveur l'a pû faire autant
  que le merite,
Vous choiſiſſant, peut-ètre on
  n'eût pû mieux choiſir,
Mais le Roy m'a trouvé plus pro-
pre à ſon deſir.

Mais, me direz-vous encore
peut-être, pourquoi cette Declaration contre les Medecins
graduez, & ſouffrir comme on
fait tant de Charlatans affron-
ter, pour ainſi dire, la Medecine Dogmatique, & piper les
pauvres Badauds ? Que vou-
lez-vous, puiſque la Declaration n'eſt pas moins au fond
contre eux que contre les Medecins, n'étant les uns & les
autres ni de la Faculté ni des
Cours ? En un mot c'eſt qu'il

n'y a aucun remede à ceux des
Empiriques, puifque les fem-
mes en veulent, & que ni les
Medecins graduez, ni leurs
Remedes ne font pas propres
au manege des Dames. Tant
de Declarations qu'il vous
plaira en une Ville où le fexe
commande, & où il fe decla-
re pour les Vendeurs de Se-
crets; le Moine & le Charlatan qui auront le bon-heur de
leur plaire fera toûjours le
Maître en la maifon malgré
Maîtres & Serviteurs. Si le
mal dont les Dames fe plai-
gnent leur tient au cœur, comme font les Cornettes, les Fon-
tanges & les Houllettes à la
tête, tout ira toûjours comme leur tête & fuivant leur
cœur malgré les Declarations.
Car s'il y a quelque petit in-

terregne dans la domination
des Empiriques, depuis que le
Medecin de Chaudray a établi la sienne ; quand il aura
perdu la grace de la nouveau-
té, l'Empirique remontera sur
sa bête, à l'ombre de la Dame,
la Damoiselle, la Bourgeoise,
la soubrette, la cuisiniere.

Je finis, Monsieur, vous
disant que j'ai bien voulu vous
envoyer cette Liste que vous
me demandez des Medecins
de Facultez Etrangeres qui
ont fait la Medecine à Paris
avec assez de liberté & quelque succez depuis le commen-
cement de nôtre siecle. Il n'a
pas fallu pour cela une moindre memoire que celle de nôtre Ami auquel j'ai eu recours;
les notes Chymiques qui se
trouveront à la fin de chaque

colomne, *è regione* des Empiriques dont le nom & le Cata-
logue vous réjoüira peut être,
marque myſterieuſement les
degrez de merite des uns &
des autres, quoi qu'il n'y ait ni
Medecin, ni Charlatan qui ne
ſe croye un Medecin d'or,
bien qu'aprés tout quant à la
chevance ils ne ſoient tous que
barbe de foüarre en comparai-
ſon de la barbe d'or de l'Eſcu-
lape Hollandois. qui leur fait
à tous la barbe. Je ſuis, Monſieur, V. T. S. S.

Poſtſcription ou Addition à cette Lettre.

DEpuis ma Lettre écrite,
Monſieur, j'ai tâché de
tirer des mains de nôtre Ami
la Liſte des Mêdecins de Fa-

cultez Etrangeres qui ont fervi nos trois derniers Rois,
en qualité de Premier Me-
decin ou de Medecin Ordi-
naire, de ceux qui ont fervi les
Princes du Sang, les Princes
Etrangers, les Grands Officiers
de la Couronne & de la Maifon du Roy, de l'épée, de la
Robbe, & prefque tout Paris,
mais il m'a remis au premier
ordinaire, il promet en faire
monter le nombre jufques à
200. non compris à la verité
le Medecin de Chaudray, parce qu'il ne s'eft pas encore de-
claré, & qu'on ne fçait pas
pour quelle Faculté il fera.
Car qu'on dife ce que l'on
voudra de ce Rhifotome, c'eft
ce que l'on appelle dans la Bo-
tanique, *Planta fui generis*,
tant il eft fingulier, & pour

ainſi dire le Surtout & l'*Omnis homo*, de la Medecine conſultante & conſultée.

Pour le Medecin du païs Latin qui a tant dit de Latin contre les Medecins qu'il appelle Etrangers comme s'ils étoient d'étranges gens & des Barbares ; puiſqu'il eſt mort aſſiſté de Medecins bien plus grands Seigneurs effectivement que ces Medecins auſquels il en vouloit tant, quoi qu'on euſt bien bien des choſes à dire ſur ſon chapitre, il faut le laiſſer joüir du repos qu'il n'a pû ſe donner pendant ſa vie, & de cette paix qu'il n'a pû conſerver, *neque cum extraneis, neque cum filiis matris ſuæ.* Je ſuis Monſieur, tout voſtre P. P.

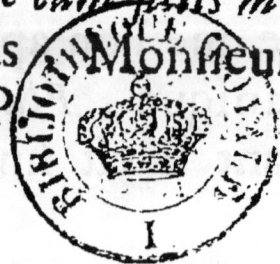

www.ingramcontent.com/pod-product-compliance
Lightning Source LLC
Chambersburg PA
CBHW032314210326
41520CB00047B/3094